Ana María Peña Casas

# Análisis clínicos de aguas mineromedicinales. Propuesta didáctica

Ana María Peña Casas

# Análisis clínicos de aguas mineromedicinales. Propuesta didáctica

## Análisis clínicos de aguas mineromedicinales en laboratorio, balneoterapia. Propuesta didáctica

PUBLICIA

**Imprint**


Cover image: www.ingimage.com

Publisher:
PUBLICIA
is a trademark of
Dodo Books Indian Ocean Ltd. and OmniScriptum S.R.L publishing group

120 High Road, East Finchley, London, N2 9ED, United Kingdom
Str. Armeneasca 28/1, office 1, Chisinau MD-2012, Republic of Moldova, Europe
Managing Directors: Ieva Konstantinova, Victoria Ursu
info@omniscriptum.com

Printed at: see last page
**ISBN: 978-3-639-55614-8**

# Una propuesta didáctica de formación en Análisis clínicos de aguas mineromedicinales en laboratorio , balneoterapia en el CFGM de Cuidados en Enfermería

**Autor: Dª Ana María Peña Casas**

**RESUMEN**

La importancia actual del hidrotermalismo viene avalada por la Organización Mundial de la Salud (OMS), la cual ha incluido el termalismo dentro de la medicina tradicional. El eje de la hidroterapia, se basa en la termorregulación del propio cuerpo ante la aplicación de técnicas termales con altas y bajas temperaturas. Provocando una disminución del dolor de modo generalizado así como una mayor sensación de bienestar. En España tenemos un programa de salud y turismo para Inmerso basado en las terapias sanitarias que ofrecen los Balnearios. Gracias a este Programa de Termalismo, se consigue acercar el termalismo y la balneación a personas de diversos recurso económicos, además de contribuir a la creación y mantenimiento del empleo.

Es necesario acercar al alumno a la realidad laboral mediante posibles opciones asociadas a sus competencias, ayudándoles de esta manera a tener una nueva perspectiva dentro del nuevo escenario que aparece con la utilización de la balneoterapia, ofreciéndoles una ampliación de las posibles salidas laborales.

Palabras clave: Balneario; aguas mineromedicinales; hidroterapia; baños; fangos; termalismo.

**SUMMARY**

The current importance of the hydrotherapy comes endorsed by the World Health Organization (OMS) that has included the thermalism inside the traditional medicine. The axis of hydrotherapy is based in the thermoregulation of the own body in front of the application of technical thermals with high and low temperatures. Causing a decrease of the pain of way generalized as well as a greater feeling of welfare. In Spain have a program of health and tourism for Immersed based in the sanitary therapies that offer the Spas. Thanks to this Program of achieves approach the thermalism and the thermal baths to people of diverse economic resource, in addition to contributing to the creation and maintenance of the employment.

We need to approach to the student to the labour reality by means of possible options associated to his competitions helping them, of this way to have a new perspective inside the new stage that appears with the utilization of the balneotherapy, offering them of this way, an extension of the labour exits.

Keywords: Spa; mineral-medicinal waters; hydrotherapy; thermal baths; sludge; thermalism.

**ÍNDICE**

## 1. INTRODUCCIÓN Y JUSTIFICACIÓN

En la actualidad, en los países más desarrollados de Europa, la expectativa de vida ha aumentado de manera que, en el año 2015, residían 96 millones de personas mayores de 65 años en la UE-28. Según la Organización Mundial de la Salud (OMS), España es el país con mayor expectativa de vida de toda Europa, fijando la media de vida en 82,2 años, al igual que otros países como Francia o Italia, que ocupan el segundo y tercer lugar en la tabla de longevidad respectivamente, elaborada con datos de 2010. De esta manera, estas personas llegan a su edad de jubilación con una considerable calidad de vida y un poder adquisitivo que les permite solicitar lugares de ocio donde, aparte de diversión, les proporcione salud. De ahí que el termalismo esté en pleno apogeo. La palabra termalismo engloba una serie de conceptos relacionados con los usos del agua mineromedicinal o mineral natural, ya sea termal o no, de mar o lago salado, y todos los elementos que la acompañan, es decir, el clima, los sedimentos de esas aguas, o derivados como pueden ser los gases que de ellas se desprenden. Se puede definir como el conjunto de medios médicos, técnicos, higiénicos, sociales y hosteleros todos ellos al servicio de la utilización terapéutica de las aguas.

Hemos de señalar que la importancia actual del hidrotermalismo viene avalada por la Organización Mundial de la Salud ya que esta organización ha incluido al termalismo en la medicina tradicional. Este hecho ha desarrollado el denominado "Termalismo Social" ya que en muchos países las curas termales se financian a través de los sistemas de salud. En este sentido, en España, esta financiación se realiza a través del Instituto de Mayores y Servicios Sociales (IMSERSO), permitiendo a un gran número de personas pensionistas acceder a un tratamiento termal anual adaptado a su estado de salud (Anexo I).

El Ciclo Formativo de Grado Medio en Cuidados en Enfermería tiene, dentro sus posibles salidas laborales, la posibilidad de trabajar como Técnico en Balneoterapia, para aplicar los baños y las técnicas termales que allí se realizan según consta en el marco legal indicado en los anexos del presente trabajo. De esta manera, me gustaría señalar que es por ello por lo que considero que sería de gran importancia y valor introducir, dentro del programa curricular del ciclo, una unidad a la formación teórica de la Balneoterapia, para de esta manera abrir nuevas opciones laborales a los estudiantes de este ciclo formativo.

De esta manera, donde estaría enfocado este trabajo en especial sería en el CES Santiago Ramón y Cajal de Granada, en el proyecto curricular del Ciclo de Grado Medio en Cuidados en Enfermería, donde esta unidad didáctica, que no está incluida en dicho proyecto curricular, podría resultar como una herramienta muy útil y necesaria para el alumno en formación. Por otro lado, y teniendo en cuenta además que en la provincia de Granada existen cuatro Balnearios con aguas mineromedicinales, Balneario de Lanjarón, Balneario Alicúm de las Torres, Balneario de Alhama de Granada, Balneario de Zújar y más de 70 establecimientos con spas repartidos por toda provincia, se hace necesaria su impartición en los centros que imparten el Ciclo de Grado Medio en Cuidados en Enfermería.

Finalmente podemos señalar que los programas de termalismo y balnearios no solo generan salud basado en las terapias sanitarias sino que potencian el desarrollo económico de las zonas en las que se asientan los balnearios mediante el turismo, contribuyendo a la creación y mantenimiento del empleo, facilitando igualmente, la mejora y modernización de las infraestructuras y de las instalaciones por lo que es necesaria una profesionalización y especialización del personal que presta sus servicios en estos establecimientos.

## 2. MARCO TEORICO

### 2.1 Marco histórico y legislativo

La hidroterapia se fundamenta en la utilización del agua de manera terapéutica siendo la base de los tratamientos en balnearios, spas y centros de talasoterapia.

Las aguas mineromedicinales en los balnearios, pueden aplicarse en patologías del aparato locomotor, respiratorias, dermatológicas, digestivas, renales o para la relajación física y mental.

Históricamente y respecto a la utilización de las aguas, en la época romana, existían las termas públicas en casi todas las grandes ciudades, eran colosales construcciones arquitectónicas para aquella época. Al igual que su imperio, la cultura termal fue extendiéndose por toda Europa.

*Figura 1;* Vista parcial de las ruinas de las Termas de Caracalla en Roma

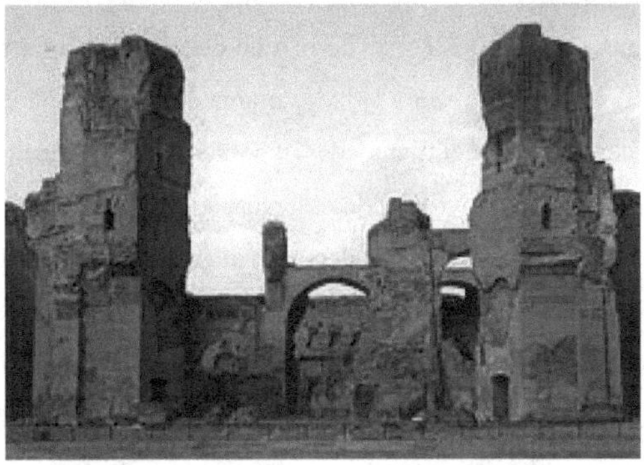

*Fuente: http://www.viveroma.net/termas-caracalla*

Más adelante en la cultura del Islam se consideraba la hidroterapia como un hábito de vida y concretamente Mahoma en sus escritos recomendaba y daba mucha importancia a la higiene y los cuidados corporales a través del agua. Rhazes y Avicena, fueron los médicos más reconocidos de la lengua árabe. Y entre sus indicaciones de hábitos saludables, hicieron especial relevancia en la hidroterapia como técnica de aplicación en forma de baños, bebidas y aplicaciones locales en quemaduras, viruela y hemorragias.

En los siglos XVII y XVIII aparecen muchos médicos que estudian y desarrollan la hidroterapia. Entre ellos los médicos alemanes Ovelgün y Hoffmann. A través de sus estudios y publicaciones, dan un fuerte impulso a la hidroterapia. Otro de los personajes importantes para la hidroterapia en este siglo fue Kneipp, religioso que siguió las enseñanzas de los médicos Hahn ante su enfermedad, la tuberculosis. Concretamente en España, tenemos escritos tan relevantes como el tratado realizado en 1853 por el español Pedro María Rubio titulado "Tratado completo de las fuentes minerales de España". Donde describe los manantiales con aguas mineromedicinales, más importantes de España en aquella época, con sus propiedades terapéutica, sus indicaciones y contraindicaciones. En 1877 se fundó la Sociedad Española de hidrología Médica.

Enmarcado dentro de la formación sanitaria, el estudio reglado y la docencia de la Hidrología en España se imparte en la Universidad Complutense de Madrid desde el año 1866. Así, en 1912 se creó en España la cátedra de Hidrología Médica, siendo el primer profesor Hipólito Rodríguez Pinilla. Pero es a partir de 1978 cuando aparece la primera promoción de médicos con la especialidad de Hidrología Médica vía MIR.

Hemos de señalar que la cultura del termalismo alcanza su máximo esplendor en el siglo XIX. Pero en los años cuarenta del siglo XX con el desarrollo de la industria farmacéutica y el avance tecnológico hace que deje de ser utilizada la hidroterapia como terapia medicinal habitual.

Actualmente, con el envejecimiento de la población y el efecto rehabilitador de la balneoterapia, el termalismo está volviendo a resurgir. La aplicación de las técnicas de balneación, se realizan por profesionales, los denominados auxiliares de baños. Esta formación se puede adquirir entre otros, a través del Ciclo de Grado Medio en Cuidados en Enfermería, cuyo título les da competencias para desempeñar dicho trabajo.

Respecto al marco legislativo podemos señalar que históricamente, en España la especialidad de Hidrología Médica se inicia en tiempos de Fernando VII, con la Real Orden de 29 de julio de 1816, en la que se forma el cuerpo de médicos de baños, al que puede accederse por oposición. El Decreto de 1874 recoge el reglamento de aguas mineromedicinales, al tiempo que dicta las condiciones para ser médico de baños y suplente (López, R., 2004).

La Organización Mundial de la Salud (O.M.S.), en su resolución E.B. 77. R. de 16 de enero de 1987 consideró a las estaciones termales como centros de salud. En su programa "Salud para todos en el año 2000" destacó el termalismo social como medio importante para mantener y recuperar la salud.

En relación a la legislación española sobre balneoterapia, para que un balneario se ponga en marcha, debe existir la declaración de utilidad pública de sus aguas mineromedicinales, presentar análisis físico-químicos de las mismas con sus informes correspondientes que demuestren sus propiedades terapéuticas. Y una vez en funcionamiento son sometidos a controles periódicos sobre la composición las aguas mineromedicinales.

Así, en el Real Decreto 1277/2003, de 10 de octubre (BOE nº 254), por el que se establecen las bases generales sobre autorización de centros, servicios y establecimientos sanitarios, se considera a los Servicios Médicos de los balnearios como Centros Sanitarios del Grupo C.3. Estos servicios sanitarios están integrados en una organización no sanitaria, cuya oferta asistencial está integrada por los Servicios o Unidades Asistenciales de Hidrología. Donde el médico especialista en Hidrología Médica es el encargado de la correcta aplicación de las aguas mineromedicinales con fines preventivos y rehabilitadores para la salud. Según este Real Decreto las Comunidades Autónomas son las que otorgan los certificados de

autorización, apertura, renovación y cierre de los balnearios, así como vigilan, las garantías mínimas de seguridad y calidad de la atención sanitaria; los requisitos mínimos de medios técnicos, instalaciones, profesionales mínimos para desarrollar la actividad, etc.
Actualmente desde el Real Decreto 1030/2006, del 15 de septiembre, los balnearios quedan excluidos del Sistema Nacional de Salud español (Anexo II).

## 2.2. Fundamentación teórica

La Hidrología Médica estudia las propiedades de las aguas mineromedicinales y su posible acción terapéutica. Se denominan Aguas Mineromedicinales "a aquellas que, por su composición mineromedicinal, se ha acreditado oficialmente como agente terapéutico y hayan sido declaradas de utilidad pública por los organismos oficiales" (Armijo, M., 1994).
Hemos de señalar que la denominación de Hidrología Médica se utiliza preferentemente en España, Italia, mientras que en Francia es más frecuente el término Crenoterapia y en Alemania y en los países del Este de Europa se utiliza la palabra Balneoterapia.

Por otra parte, la Talasoterapia (*thálassa*-mar y *therapeia*-curación) estudia el agua del mar y se utiliza como agente terapéutico, al igual que las algas, limos, arenas, luz solar y otros factores que actúan en el mismo lugar de tratamiento, así como los factores climáticos, cuyo estudio corresponde a la Climatoterapia.

Existe abundante bibliografía y documentación escrita, sobre el tipo de aguas mineromedicinales, sus aplicaciones termales y tipos de establecimientos, destaco y recomiendo para la formación del docente y del alumno libros como;
*"Spa y Wellness. Manual para terapeutas "* del hidrólogo, Mourelle, L. (2013). Es un libro que va dirigido a futuros profesionales y técnicos de balnearios ó de centros de Spa. En él se puede encontrar la descripción de técnicas termales, cosméticas, etc. así como la elaboración de programas de tratamientos termales en función de las necesidades de cada cliente. .
También muy importante es un compendio básico, donde se describe de manera detallada los análisis físico-químicos de las aguas de 93 balnearios, sus efectos terapéuticos y las técnicas de balneación con los que aplican sus aguas. Maraver, F. (2010, *"Vademécum II de aguas mineromedicinales españolas."* Editorial Complutense. Madrid.

Para conocer mejor el significado de tecnicismos termales, tenemos varios libros, entre ellos destacamos con el título *"Glosario de Hidrología Médica."* Ceballos, M. (2001), donde nos ofrece los términos más usados en esta rama terapéutica y pueden ser de gran utilidad para alumnos, profesores, médicos, etc.

Y para introducirnos en las aguas del entorno de Granada, sugiero un delicioso tratado de Armijo, F. (2012), *"Viajes de Agua II. Balnearios y manantiales de Granada a través de viajeros e hidrólogos."* Donde con sus cuatro capítulos: 1) Balnearios y manantiales de Granada: Sanadoras oficiales y Popularmente sanadoras; 2) El arte de viajar: los viajeros, los hidrólogos, los caminos, los transportes y los alojamientos.3) Balnearios en activo: Alhama de Granada, Alicún de las Torres, Graena y Lanjarón; y 4) Aguas popularmente sanadoras de: La Malahá, Piojo de Cástaras, Sierra Elvira, Zújar y Fuente Agria de Pórtugos. Nos introduce en el tipo de fuentes que existen en la comarca, su historia y las últimas investigaciones de sus aguas mineromedicinales.

### 2.2.1 Aguas minerales medicinales

Según la Sociedad Española de Hidrología, las aguas mineromedicinales "Son aquellas aguas que, por su composición química, física y físico-química, tienen propiedades terapéuticas. La utilidad terapéutica de un agua está avalada por el estado mediante su declaración de utilidad pública y su declaración de agua minero-medicinal".

Podemos clasificar las aguas, según la composición de las aguas mineromedicinales y sus diferentes efectos terapéuticos. Así nos encontramos con diferentes tipos de aguas tales como las a*guas sulfatadas*, donde destaca la presencia del anión sulfato. Estas aguas favorecen los movimientos intestinales y el funcionamiento del hígado, su utilidad terapéutica son para las patologías del aparato digestivo, las a*guas cloruradas* con alto contenido en anión cloruro y en sodio, se aplican para patologías respiratorias y cutáneas, las a*guas sulfuradas*, con alto contenido de sulfuro de hidrógeno, con efectos antialérgico y antirreumático, se aplican para el tratamiento de patologías reumáticas y dermatológicas. Aguas con alto contenido de *sales de calcio,* se aplican en patologías reumáticas por sus efectos antiinflamatorios, antialérgicos y sedantes. Las *aguas bicarbonatadas* tomadas por vía oral se utilizan para la acidez estomacal, gastritis y hernia de hiato,..., las aguas con *gas carbónico,* estimulan la secreción de jugos gástricos, favoreciendo la digestión, las aguas ferruginosas, se utilizan para anemias y otras patologías derivadas de una deficiencia de hierro en sangre o las *aguas con radón*, fuente de emisiones radiactivas débiles, pueden utilizarse en baños para el tratamiento de patologías degenerativas o inflamatorias de las articulaciones.

### 2.2.2 Técnicas aplicadas en balneoterapia

Con el nombre de Crenoterapia se conocen todos aquellos procedimientos terapéuticos empleados con Aguas Minero-Medicinales, y se clasifican en función de la vía de administración, que pueden ser, oral, tópica y respiratoria, así como en función de los métodos de aplicación, de la temperatura, de la presión del agua y del tiempo de exposición.

Tras una visita por la consulta del médico del balneario este prescribe, en función de las necesidades y patologías del cliente, las técnicas de balneación adecuadas para rehabilitar y prevenir la salud del mismo.

Con la aplicación de las técnicas de balneación, el efecto fisiológico inmediato, se produce en la piel o mucosas y las primeras sensaciones son consecuencia de las reacciones reflejas que de modo directo o indirecto transmiten los receptores de la piel al resto del organismo. Así los efectos dependerán de la combinación de los estímulos térmicos, mecánicos, dinámicos, hidrostáticos, superficie de aplicación y del tiempo de la misma, ya que éstos no actúan aisladamente.

La temperatura es una de las variables a tener en cuenta y esto obliga a poner unos límites de máxima y mínima:"Existen varias clasificaciones que determinan dichos márgenes, tomando como referencia el punto indiferente donde no se percibe ni frío ni calor y no se ponen en funcionamiento los mecanismos termorreguladores, que, según la mayoría de autores, oscila entre 34° y 36°" (Pazos J.M., 2002).

Por otra parte, existen numerosas técnicas hidroterápicas y se han realizado múltiples clasificaciones de ellas. Siguiendo la clasificación de San Martín y Armijo (1994), las dividiremos en:

. Técnicas sin presión: lavados, afusiones, envolturas, compresas y fomentos, y baños.

. Técnicas con presión: duchas y chorros, baños de remolino y masaje subacuático.

. Tratamiento en piscina: tanques, piscinas y natación.

Estas a la vez pueden clasificarse en función de los siguientes factores:

. Temperatura del agua.

. Área de aplicación: regional, local o general.

. Duración de la aplicación.

En las *técnicas hidroterápicas sin presión*, el agua transfiere básicamente el efecto térmico de calor ó de frío de la misma donde el estímulo térmico será proporcional a la diferencia de temperatura entre el agua y la piel, a la superficie tratada ya la duración de la aplicación.

En las *técnicas con presión, se une* al efecto térmico de agua, el factor hidrocinético producido por la acción de la presión de esta sobre la superficie corporal aplicada y por el movimiento del agua en el baño.

Dentro de las técnicas sin presión nos encontramos el tratamiento en piscina e hidrocinesiterapia. Así como el lavado o ablución consiste en la aplicación directa de agua sobre la superficie corporal, mediante un guante, esponja o, mejor, un paño mojado en agua y posteriormente bien escurrido. Las envolturas son grandes piezas de tela con las que se envuelve el cuerpo o parte de él. Las envolturas pueden ser secas o húmedas, calientes o frías, parciales o completas. Las compresas son aplicaciones locales de agua fría o caliente sobre determinadas zonas corporales, mediante paños.

El *baño por inmersión en el agua*, puede ser, todo el cuerpo (baño general) o parte de él (baño regional y parcial). Los baños generales, que pueden hacerse en bañera, tanque o piscina. Los baños regionales pueden ser: los baños medio cuerpo, en los que el agua llega hasta la región umbilical; los baños tres cuartos, en los que el agua alcanza la región mamilar, y los baños de asiento, mediante una bañera especial, en la que se sienta el paciente sumergiendo la zona hipogástrica (ombligo, pubis), nalgas y parte de los muslos, dejando el resto del cuerpo y las extremidades fuera.

*Figura 2; Baño de burbujas*

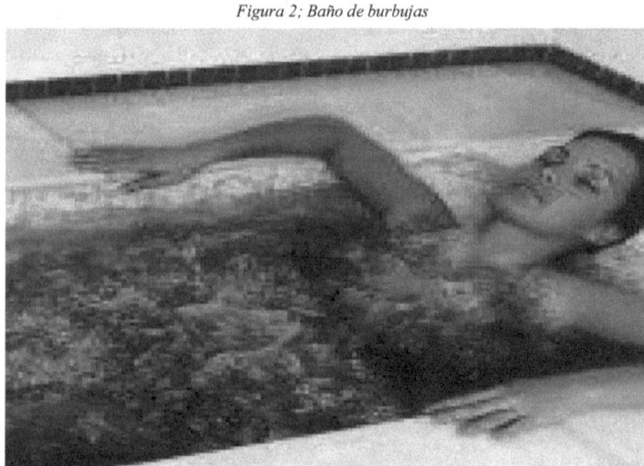

*Fuente: http://www.balneariodepuenteviesgo.com*

Los *baños parciales* más frecuentes son: los maniluvios, donde se sumergen los brazos y manos y los pediluvios donde se sumergen las piernas y los pies, en bañeras adaptadas para los mismos. Y donde la temperatura se regula en función de la patología del cliente.

Como *técnicas con presión,* están las duchas, chorros y bañeras de burbujas. Para las duchas y chorros el agua es proyectada a presión variable sobre la superficie corporal, mediante un dispositivo tubular adecuado. En las duchas con presión además del efecto propio de su temperatura de aplicación, actúa el efecto de percusión o masaje. "La percusión producida por las gotas de agua a presión sobre la piel es una fuente de estimulación mecánica de los receptores cutáneos que, actuando de una manera refleja, van a producir los efectos propios del masaje más o menos profundo: roce o drenaje longitudinal, masaje transversal, presiones alternas o vibraciones. Estos efectos, podríamos resumirlos en: relajación muscular, liberación de adherencias, analgesia, sedación, drenaje venoso y linfático, aumento del flujo sanguíneo." (San José, Arango, C. 2001).

Las duchas se clasifican según varios criterios:

- Forma en que se produce la proyección del agua sobre el cuerpo: ducha en lluvia, en abanico, en círculo, en columna o chorro libre, etc.
- Zona del organismo sobre la que se aplica: ducha general, parcial, torácica, abdominal, vertebral, de brazos, de piernas, aplicada a cavidades: nasal, faríngea, gingival, rectal...
- Temperatura: fría o fresca (entre 10 °C y 25 °C), caliente o muy caliente (38-43 °C), tibia, indiferente, alternante o de contraste, o escocesa (38-40 y 20-25 °C).
- Presión: que oscila desde la afusión (ducha sin presión) hasta la ducha filiforme, a una presión de 6-12 atmósferas.
- Duchas especiales: ducha-masaje de Vichy, ducha subacuática.

*Figura 3: Ducha Circular*

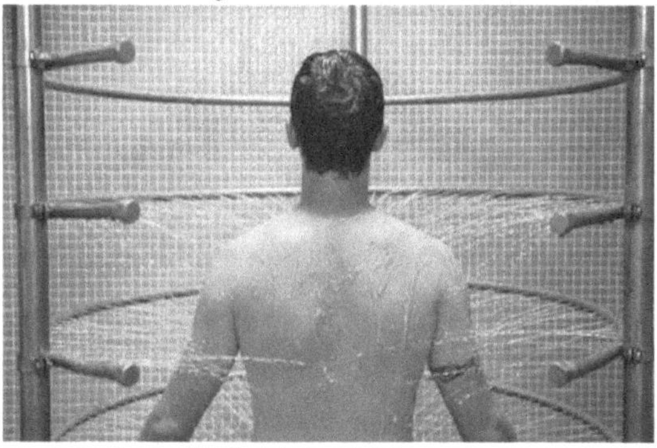

*Fuente: http://www.balneariodefitero.es*

Tratamiento en piscina: tanques, piscinas y natación. La terapia en piscina combina la temperatura del agua y las fuerzas físicas de la inmersión (flotación, presión hidrostática, factores hidrodinámicos) con ejercicios terapéuticos.
En inmersión, pueden reeducarse la marcha, el equilibrio y la coordinación, antes de que la fuerza muscular o la consolidación ósea sean completas (Según la clasificación de San José Arango, C. 2001).

*Figura 4: Piscina termal*

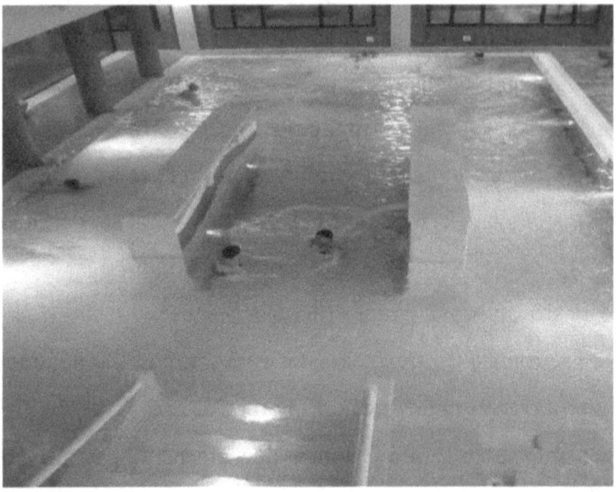

*Fuente: http://www.castillatermal.com*

### 2.2.3 Estudios sobre la eficacia científica

En la actualidad he podido comprobar gracias a bases de datos como MEDLINE (PubMed), EMBASE, TRIP Database, The Cochrane Library (Base de Datos Cochrane de Revisiones Sistemáticas y Ensayos Clínicos), la existencia de una cantidad ingente de estudios y publicaciones con evidencias científicas sobre la aplicación y los efectos terapéuticos de las aguas mineromedicinales. De esta manera, nos encontramos con tratados históricos y emblemáticos como el libro de Anastasio García López "Aguas minerales: Tratado de hidrología médica, con la guía del bañista y el mapa balneario de España" (Rivadeneyra, M., 1869), donde nos introduce en diferentes manantiales de la geografía de española, con sus aguas mineromedicinales y sus indicaciones terapéuticas.

En la actualidad según las bases de datos consultadas nos encontramos diferentes estudios científicos sobre el efecto de las aguas mineromedicinales sobre nuestro cuerpo. Así, en concreto, sobre el Balneario de Lanjarón de Granada hay estudios tales como el estudio de investigación sobre los efectos de las aguas mineromedicinales del Balneario de Lanjarón, donde con el título "Efectos de las aguas mineromedicinales del Balneario de Lanjarón tras una cura hidropínica" (Rodríguez, P. y Peña A. M., 2015). Dicho estudio se realizó sobre 50 clientes, que hicieron cura hidropínica de 10 días con sus aguas, se tomaron muestras de sangre con determinaciones analíticas antes de las tomas de aguas y después de las tomas de aguas mineromedicinales y se evidenció que su ingesta "demuestra un efecto hipolipemiante con un descenso del colesterol en hasta un 53% del colesterol total, efecto hepatoprotector y estimulante de la homeostasis metabólica celular" (Rodríguez P. y Peña A.M, 2015). Sus conclusiones nos revelan la capacidad de estas aguas tomadas por vía oral, de bajar los niveles de colesterol y la glucemia en sangre de los agüistas.

Otro estudio realizado sobre sus aguas y peloides con el título de "La cura hidropínica realizada durante 10 días con las aguas mineromedicinales del balneario de Lanjarón. Proceso de maduración de peloides con fase líquida de las principales aguas minerales y mineromedicinales de la provincia de Granada" (Fernández-González, V. 2010). En este estudio se valoró e evidenció la eficacia de dos compuestos dermatológicos formulados a base de sales obtenidas del peloide generado por el agua mineromedicinal "La Capuchina" del Balneario de Lanjarón: una Emulsión Hidratante y una Máscara Facial. "Se determinó el grado de eficacia través de tres técnicas de bioingeniería cutánea: corneometría, sebumetría y cutometrían sobre 47 voluntarios sanos con una media de edad de 38,5 ± 8,6 años. Los resultados determinaron que el empleo diario durante 28 días mejora el estado general de la piel ayudando a su conservación y mejorando tanto en el grado de humectación" (Fernández-González, V. 2010).

Es importante mencionar que, en el Boletín de la Sociedad Española de Hidrología Médica se recoge anualmente todos los trabajos científicos relacionados con la Hidrología Médica. Me llama la atención dentro de las últimas investigaciones, la investigación que trata sobre "Terapia Celular y Medicina Regenerativa" de la UDC que tiene carácter interdisciplinar e integra mediante cinco investigadores: un reumatólogo, una experta en termalismo y balneoterapia y tres biólogos. En este trabajo se buscan nuevas formas de combatir enfermedades reumatológicas desde varios enfoques.

Un estudio reciente realizado sobre la fibromialgia, definida como un síndrome de dolor crónico que afecta al 2,5% de la población española.

Se basaba, en aplicar a un grupo pacientes, balneoterapia basada en ejercicio dirigido en piscina de agua sulfurada a 37° C durante 20 minutos, seguido de aplicación de peloides en zonas dolorosas a 45° C durante 15 minutos, finalizando con una sesión de relajación dirigida por un psicólogo, frente al otro grupo control que seguía con las pautas de analgésicos y antidepresivos prescritos por su médico de cabecera. Fue aplicado durante tres meses, dos días a la semana. "Al final de la intervención de 3 meses, el grupo que recibió tratamiento termal mejoró significativamente con respecto al grupo control, en la intensidad del dolor, nº de puntos dolorosos, la fatiga, la rigidez, el insomnio, etc. Los resultados se mantuvieron o incluso mejoraron algunos parámetros a los 3 meses de finalizado el tratamiento, especialmente la depresión, el dolor, la ansiedad" (Meijide-Failde, R. 2016)

Recientes revisiones bibliográficas nos aportan evidencias científicas sobre la eficacia de la balneoterapia en múltiples patologías. Como es el caso de la revisión con el título de "Eficacia de la aplicación de Hidroterapia en pacientes adultos con Artritis Reumatoide: Una revisión bibliográfica sistematizada". En este trabajo de investigación, se abordó los efectos de la aplicación de hidroterapia como tratamiento en pacientes con artritis reumatoide (AR) se observó una significativa mejoría en alguno de los ensayos y factores positivos a corto plazo, una vez terminado el tratamiento con hidroterapia.

Se destacó el aumento de la movilidad articular, la disminución de dolores y el cambio en el estado de ánimo (Suarez, M. 2013). Este estudio sugiere que los tratamientos de balneoterapia pueden disminuir el dolor y mejorar la movilidad articular en este tipo de pacientes.

En otro artículo llamado "Efecto analgésico del programa de dolor de espalda y rodillas" de Cañizares, I. (2016), nos habla sobre un estudio realizado a pacientes adultos con dolor crónico de origen reumatológico.

Tras aplicarles durante 10 días, lo que denominan Secuencia Hipertermal Progresiva (SHP),basado en técnicas termales como piscina colectiva, ducha y chorros individuales locales a temperatura creciente y de forma cronológica de 34 ºC a 42 ºC y técnicas complementarias como el parafango. El cliente consigue disminuir e incluso suprimir la medicación analgésica, tratar la atrofia y la rigidez articular y mejorando su calidad de vida.

Es de mencionar por tanto, que los tratamientos basados en curas hidropínicas y de balneoterapia, presentan la gran ventaja como tratamiento terapéutico, que sus efectos terapéuticos son positivos y beneficiosos o en su defecto no producen alivio ni mejora terapéutica, pero en ningún caso, presentan efectos secundarios adversos como lo tienen la mayoría de los medicamentos alopáticos.

## 3. OBJETIVOS

El objetivo de este Trabajo Fin de Máster es la realización de una propuesta de unidad didáctica, sobre un tema tan importante y complejo como el de la formación teórica en Balneoterapia, hidroterapia y aguas mineromedicinales, dentro del ciclo formativo de grado medio en Cuidados en Enfermería.

Dentro de las salidas laborales de este ciclo está la capacitación como Técnico en Baños, pudiendo ejercer su profesión, aplicando baños y realizando las técnicas termales que se realizan en los balnearios, según consta en el marco legal indicado en el anexo II. De esta manera, considero que sería de gran importancia, introducir, dentro del programa curricular del ciclo, una unidad de formación teórica en Balneoterapia, y abrir nuevas opciones laborales a los estudiantes de este Ciclo Formativo en el CES Santiago Ramón y Cajal de Granada.

Es necesario acercar al alumno a la realidad laboral, a posibles opciones dentro de sus competencias, y mediante esta propuesta y utilizando las nuevas tecnologías que existen a nuestro alcance, pretendo, que los alumnos sean capaces de adquirir e integrar nuevos conceptos, como protocolos en la aplicación de los baños, duchas y parafangos, etc. Adquiriendo seguridad teórico-práctica para abordar un posible trabajo de Técnico en Balneoterapia.

Es necesaria una buena formación para posibles profesionales especialistas en técnicas hidrotermales ante la expansión y desarrollo de los distintos Centros Hidrotermales (Balnearios, Centros Spa.).

Con los diferentes recursos didácticos, tecnológicos y mediante sesiones y actividades prácticas, me gustaría dar el primer paso para conseguir que esta unidad didáctica despierte en el alumnado la curiosidad y las ganas de adquirir, no sólo los contenidos básicos sino, entender el nuevo panorama social y laboral que supone la eclosión de un aumento significativo de personas mayores de 65 años.

De esta manera, algunos de los objetivos de aprendizaje necesarios para la correcta formación del alumno en esta unidad didáctica en balneoterapia, hidroterapia y aguas mineromedicinales, podrían ser:

. Describir el concepto de aguas mineromedicinales.

. Analizar los mecanismos de regulación térmica del organismo humano, con la aplicación de calor y frío.

. Definir acciones y las aplicaciones terapéuticas con calor y frío.

. Conocer las técnicas de balneación.

. Conocer las diferencias entre las diferentes aguas mineromedicinales y sus efectos terapéuticos.

. Analizar los procesos de aplicación de las técnicas hidrotermales, entendiendo sus fundamentos científicos y las instalaciones necesarias para su correcta aplicación.

. Conocer las técnicas de balneación, sus efectos terapéuticos y sus contraindicaciones.

. Analizar las técnicas hidrotermales relacionándolas con las patologías del usuario.

. Relacionar entre indicaciones terapéuticas de las técnicas de balneación con sus contraindicaciones y las demandas del usuario.

. Conocer las características y diferencias entre peloides, arcillas, parafangos. Saber identificar sus indicaciones terapéuticas y sus contraindicaciones.

## 4. METODOLOGÍA

Respecto a la metodología llevada a cabo en el desarrollo de esta propuesta didáctica de formación teórica en balneoterapia, hidroterapia y aguas mineromedicinales, esta ha sido:

1. Diseñar una unidad didáctica capaz de transmitir el tema de la Balneoterapia de forma interdisciplinar, comprensiva, creativa y lúdica a través de una investigación guiada pero realizada por ellos mismos.

2. Puesta en común de los conocimientos previos del alumnado: se hacen una serie de preguntas acerca del tema a estudiar para crear un clima participativo y recordar conceptos estudiados con anterioridad.

3. Desarrollo de la unidad didáctica en tres sesiones teórico-prácticas intentado desarrollar un aprendizaje significativo.

4. Utilizar el trabajo en equipo como herramienta de trabajo en el aula.

5. Enfatizar en valores como el esfuerzo, la cooperación y el respeto.

6. Realización del plan de trabajo: cada sesión lleva asignado una serie de tareas:

. Test sencillos de preguntas y remitidos siempre a los manuales online. Servirán como autoseguimiento de tu aprendizaje.

. Actividades obligatorias online: para realizar y entregar online. Son la parte más creativa de desarrollo autónomo.

. Foros de discusión: se concibe como una herramienta para crear preguntas, dudas, debates, aclaraciones. Compartir conocimientos e información entre los alumnos y la docente.

. Actividades optativas: Trabajos de investigación sobre balnearios de Europa, donde se profundice sobre sus aguas mineromedicinales, sus instalaciones y las técnicas de balneación que allí se aplican. Indicaciones y contraindicaciones.

7. Actividad Extraescolar. Se realizará una visita guiada al Balneario de Lanjarón (Granada) de 3 horas de duración, en la que el alumnado podrá observar y valorar los conceptos aprendidos sobre el termalismo y las diferentes aguas mineromedicinales del balneario. Conocer la salida de los manantiales, la orografía geográfica donde están emanando, conocer las instalaciones termales y entender mejor la cultura termal.

## 5. CONTEXTUALIZACIÓN

Esta programación está dirigida para alumnos/as a partir de los 16 años que estudian el Ciclo de Grado Medio en Cuidados Auxiliares de Enfermería en el CES Ramón y Cajal de Granada. En el ciclo estudian un total de 40 alumnos que está divido en dos grupos, el grupo A (turno de mañana) grupo B (turno de tarde).Son 20 alumnos en cada grupo, residentes de la ciudad de Granada ó de los pueblos de alrededor.
Todos ellos presentan una actitud positiva hacia las ciencias ya que se trata de una materia optativa. El aula cuenta con una pizarra digital y conexión a Internet.

La unidad didáctica se introduciría dentro del programa curricular del Grado Medio en Cuidados Auxiliares de Enfermería donde se imparten 24 unidades (Anexo III). Así, en la tercera evaluación y tras la unidad denominada: "El anciano. Cuidados y procedimientos de enfermería", se impartiría la unidad propuesta en el presente trabajo: "Balneoterapia, hidroterapia y aguas mineromedicinales" que pasaría a ser la decimoséptima unidad didáctica.

La propuesta consiste en realizar una didáctica planificada para el alumnado de Cuidados Auxiliares de Enfermería con una duración de tres sesiones en la que se utilizarán varias herramientas claves en su docencia y al finalizar de evaluar la unidad, se realizará una actividad complementaria, que consiste en una visita guiada al Balneario de Lanjarón (Granada).

El CES Ramón y Cajal es un centro de enseñanza propiedad de la cooperativa TEAR S.C.A., que está formada por profesionales de la enseñanza. En el CES Ramón y Cajal se imparte educación reglada y no reglada. Se trata de un centro concertado de la Junta de Andalucía. En el curso actual 2016/2017, el centro imparte clases en turno de mañana y tarde. Podemos señalar que en la enseñanza reglada se imparten los siguientes niveles (Anexo IV):

- Secundaria y Bachillerato
- Ciclos Formativos de Grado Medio
- Ciclos Formativos de Grado Superior. Los ciclos de Administración y Finanzas y Educación Infantil, se imparten en presencial y también en modalidad a distancia.
- FPB

En la formación no reglada se imparten diferentes cursos; algunos de ellos de forma privada, como la preparación de las pruebas de acceso a grado superior (subvencionados por nuestra AMYPA) y otros, como los de formación para el empleo (antigua formación ocupacional).Según su página web. www.cesramonycajal.com/.

El Centro de Educación se encuentra dentro del término municipal de Granada Capital. Alrededor de Granada, existen muchos núcleos urbanos bien conectados que se consideran del área metropolitana, como son Armilla, Huétor Vega, Albolote, Cenes de la Vega, y otros como Ogígares, Otura, Maracena, etc. El colegio se encuentra situado en una zona céntrica, pero teniendo presentes las características de la ciudad, acoge alumnos de diferentes barrios, ya que las distancias son cortas. También acuden alumnos de algunos pueblos próximos.

*Figura 4.Localización del CES Ramón y Cajal.*

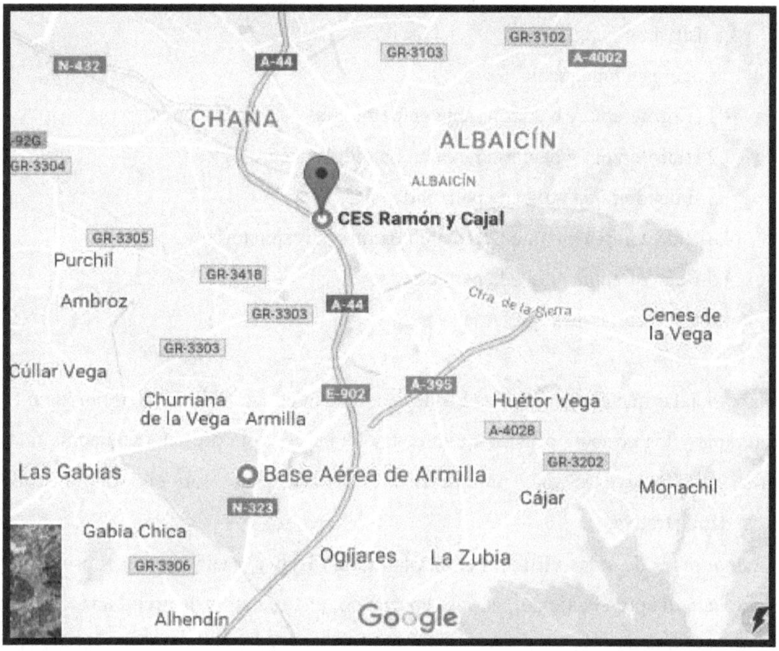


*Fuente: Google maps.*

# 6. DESARROLLO DE LA PROPUESTA DIDÁCTICA

## 6.1 Sugerencias metodológicas y recursos didácticos

Para llegar a los objetivos descritos anteriormente, debemos implementar los siguientes contenidos en esta unidad. El docente expondrá al alumnado estos contenidos dividido tres sesiones didácticas. Los contenidos teóricos básicos deben contener los siguientes conceptos y principios fundamentales.

1. Historia del uso terapéutico de las aguas mineromedicinales.
2. Aguas. Aguas mineromedicinales. Indicaciones y contraindicaciones según su composición.
3. Balneario.
   3.1 Aspectos socioeconómicos de los balnearios.
   3.2 Los Spa y los centros de hidroterapia.
   3.3 Concepto de Hidroterapia y termalismo.
   3.4 Técnicas hidroterápicas de balneación y otras.

3.5 Fangoterapia. Modo de aplicación.

3.6 Talasoterapia.

4. Protocolos terapéuticos.

4.1 Hidroterapia y balneoterapia en patologías osteomusculares.

4.2 Hidroterapia y balneoterapia en patologías neurológicas.

4.3 Balneoterapia aplicada para el deporte.

4.4 Hidroterapia y balneoterapia en patología respiratoria.

4.5 Balneoterapia aplicada para el estrés.

4.6 Balneoterapia en geriatría.

Cabe señalar que el eje organizador de esta unidad es procedimental, girando en torno a la hidroterapia y los principios físico-químicos del agua. Esto lo presentamos como una parte conceptual que incluye lo más puramente teórico utilizando con ello una metodología expositiva demostrativa.

Así, a través de aulas virtuales en la plataforma Helvia y en Moodle, el profesor estará en contacto con el aprendizaje del alumno aportando, test sencillos de preguntas, que servirán como auto-seguimiento de tu aprendizaje, actividades obligatorias online: para realizar y entregar exclusivamente online (siendo estas la parte más creativa de desarrollo autónomo) y se establecerán foros de discusión: Donde se aconseja que el docente saque el máximo partido a esta herramienta, tal útil para estimular al alumno en la investigación y búsqueda de información sobre contenidos de hidroterapia a través de la web. Por otro lado también se utilizara la plataforma de Kahoot!. Con esta plataforma se pretende por medio de un juego de preguntas sencillas y respuestas hacer que el alumno aprenda jugando y disfrutando. Dividiremos la clase en pequeños grupos de 3-4 personas y entre otras actividades, se volcarán en la plataforma de 15 a 20 preguntas sencillas, sobre el tema del termalismo e hidroterapia, con una respuesta correcta y 4 respuestas alternativas.

Al final de la formación, dar la opción como actividad extraescolar, una visita guiada al establecimiento termal del Balneario de Lanjarón (Granada) donde con dicha actividad se pretende que el alumno pueda beber sus diferentes aguas mineromedicinales y anotar características y sensaciones en su cuaderno de prácticas, ya que dicho balneario nos ofrece hasta cinco manantiales diferentes con indicaciones y efectos terapéuticos diversos. Así como ver las instalaciones de dicho establecimiento, donde se realizan las técnicas de balneación.

Para adquirir y asimilar los contenidos de la unidad se utilizaran diferentes recursos tales como:

. Libros de texto.

. Diccionarios especializados.

. Recursos materiales para aplicaciones terapéuticas a través de temperatura: bolsa de agua caliente, bolsa para hielo y/o agua fría, compresas, toallas, recipiente para agua, maniquí, etc.

. Productos: agua, algas, fangos, peloides, arcilla.

. Aulas virtuales en la plataforma Helvia y en Moodle.

. Aulas TIC, carritos de portátiles, la sala de cine, la biblioteca, portátiles, proyectores, cámaras, etc.

. Bibliografía especializada en aplicaciones hidrotermales y balnearios.

**6.2 Actividades y estrategias del aprendizaje**

Los objetivos de las tres sesiones didácticas y sus actividades de aprendizaje, van encaminadas a adquirir los contenidos de esta unidad, de un modo ameno y estimulante. Para ello desarrollaremos en cada sesión los contenidos teóricos de la unidad y añadiremos diferentes estrategias de aprendizaje como son las actividades de aprendizaje y que serán intercaladas con proyecciones de diferentes videos de promoción o videos de contenido didácticos en la pantalla virtual del aula donde se mostrarán la realización de técnicas de balneación así como los diferentes establecimientos termales, ya sean balnearios, centros de talasoterapia o spas de España.

## 6.3. Descripción de las sesiones

### Sesión A

En esta sesión, se hará una introducción sobre lo que supone el Termalismo en España en relación a la actualidad social sobre las necesidades terapéuticas y saludables de las personas mayores de 65 años, en edad de jubilación.

Durante esta sesión se abordarán los siguientes contenidos y objetivos de aprendizaje:

**Contenidos:**

. Desarrollo histórico de la Balneoterapia.

. Aguas mineromedicinales tipos y propiedades.

**Objetivos de aprendizaje:**

. Conocer el inicio de la balneoterapia y sus principios.

. Conocer las diferentes aguas mineromedicinales y sus efectos en el organismo.

**Actividades de enseñanza-aprendizaje:**

El profesorado realizará una introducción de la unidad en la que se expondrán esquemáticamente los contenidos que se van a estudiar. Se pretende motivar el interés del alumnado por comprender los contenidos de la unidad. En esta sesión el profesor abordará el tema de las propiedades de Aguas Mineromedicinales y sus acciones durante la cura hidropínica.

Ejemplo, Clasificaciones de Aguas mineromedicinales según Armijo, M. (1994):

**Acciones**

- **Sobre el aparato digestivo**
  - **Según volumen**: Excitante de la mucosa, potenciador de las secreciones
  - **Según temperatura**
    - *Caliente*: antiespasmódica
    - *Indiferente*: sedante
  - **Según mineralización**
    - *Hipertónica*: laxante, purgante
    - *Hipotónica*: efecto diurético

- **Según composición química**
  - *Carbogaseosas*: Estimulan las secreciones, favorecen la absorción, aceleran la evacuación gástrica. Acción hiperhemiante (aumenta la irrigación sanguínea). Baja el dintel de las papilas gustativas.
  - *Bicarbonatadas*: modifican la secreción gástrica. Acción antiácida. Acción colagoga. Acción antiinflamatoria.
  - *Sulfatadas*: Efecto laxante-purgante. Estimula las secreciones. Acción colagoga y coletera.
  - *Cloruradas*: Excitante de la secreción gástrica.
  - *Sulfuradas*: Aumenta el peristaltismo. Acción colagoga y coletera. Acción enzimática.
  - *Radiactivas*: Equilibran el sistema nervioso vegetativo. Efecto antiespasmódico de la fibra lisa.

- **A nivel hemodinámica**
  - Modificaciones del volumen sanguíneo: Reguladores hemodinámicas.
  - Aguas ferruginosas: Aumentan la hematopoyesis.
- **A nivel renal**
  - Débil mineralización: Inhiben secreción del ADH. Provoca diuresis sólida e hídrica.
  - Sulfatada: Elimina sodio. Provoca diuresis hídrica.
- **A nivel general**
  - Según mineralización: Aniones y cationes que producen efectos generales
  - Acción inespecífica: Síndrome de adaptación.

A continuación en la pizarra digital, se realizará una presentación sobre las diferentes instalaciones termales en España, utilizando una serie de presentaciones interactivas (10 minutos) disponibles en la web: http:info@todobalnearios.com. Una vez realizado esto, se proyectará un vídeo sobre Balneario de Lanjarón donde, tras su finalización, el profesor señalara un conjunto de actividades didácticas para su realización. Se asignarán grupos de 3 a 4 alumnos para realizar las actividades. Para finalizar esta sesión se propone una actividad de refuerzo y comprensión tipo test para cada alumno de forma individual (10 minutos).

**Actividad 1**

En el cuaderno de prácticas se deberá realizar los siguientes ejercicios:

1. Establecer la definición de Agua Mineromedicinal.
2. Señalar y profundizar en los diferentes tipos de aguas mineromedicinales esquematizando sus propiedades terapéuticas.
3. Realización de una investigación en clase, en grupos de 3 a 4 alumnos donde se busque información de algún balneario de España señalando el tipo de aguas mineromedicinales que tienen y sus indicaciones u orientaciones terapéuticas del mismo. La información de referencia puede obtener a través de la web de la Asociación Nacional de Balnearios: www.balnearios.org/balnearios

**Actividad 2**

Esta actividad consistiría en una actividad de investigación. Así, a los alumnos se les propondría una tarea de ampliación para realizar en casa, la cual conlleva la búsqueda de información en la web. Se les proporciona una serie de recursos y tendrían que elaborar un trabajo individual en PowerPoint. En él se elaborará al menos 10 diapositivas, donde se señale la elección del Balneario, su localización, manantiales que tienen con sus propiedades mineromedicinales y los efectos terapéuticos (www.balnearios.org/: Asociación Nacional de Balnearios de España).

**Actividad 3**

Mediante la utilización de la plataforma Kahoot!, y a través del juego y la competición, se buscaría estimular el aprendizaje del alumnado. De esta manera, la actividad consistiría en agrupa a los alumnos en grupos de 3-4 alumnos para tal competición. La plataforma Kahoot! está integrada por dos páginas web, la primera llamada getKahoot!, la herramienta del profesor y la otra Kahoot.it, que es la que los alumnos utilizarán para acceder a la plataforma. En ella, el docente volcará preguntas tipo test sencillas acerca de la hidrología, las aguas mineromedicinales, tipos y efectos terapéuticos. Y después los alumnos volcarán las respuestas. Las respuestas serían señaladas habiendo solamente una correcta.

**Sesión B**

Durante esta sesión se abordarán una serie de contenidos centrados en las instalaciones de los balnearios, las técnicas de balneación y en los protocolos de aplicación.

**Contenidos:**

. Balneario.

Aspectos socioeconómicos de los balnearios.

Los Spa y los centros de hidroterapia.

Concepto de Hidroterapia y termalismo.

Técnicas hidroterápicas de balneación y otras.

Fangoterapia. Modo de aplicación.

Talasoterapia.

**Objetivos de aprendizaje:**

. Aprender los diferentes tipos de técnicas hidrotermales, y sus efectos terapéuticos.

. Aplicar los procedimientos de balneación con la aplicación de frío y calor.

. Conocer los protocolos de aplicación de las técnicas de balneación.

. Indicaciones y contraindicaciones de la balneación.

. Conocer las características y diferencias terapéuticas entre peloides, arcillas, parafangos, etc.

**Actividades de enseñanza-aprendizaje:**

El profesorado realizará una introducción de la unidad en la que se expondrán esquemáticamente los contenidos que se van a estudiar. Se pretende motivar el interés del alumnado frente a los contenidos de la unidad. En esta sesión, el profesor abordará el tema de la Balneoterapia, las técnicas de balneación y los protocolos de realización de las técnicas. Tras la exposición de los contenidos por parte del profesor, se realizarán unas prácticas en el laboratorio. En primer lugar se recordarán las normas del laboratorio y se explicará la sesión práctica a realizar.

**Actividad 1**

Tras la formación de grupos de 4 alumnos, se les facilitará a cada grupo una serie de de compresas calientes y frías. Así, la utilización de compresas calientes y frías servirán para que el alumno experimente el efecto termorregulador que sobre el cuerpo ejercen el calor y el frío. De esta forma, el alumno comprobará personalmente con dichas compresas las sensaciones y efectos que estas ejercen sobre las articulaciones y donde cada alumno deberá tomar nota de las sensaciones experimentadas en su cuaderno de prácticas. Después se pasarán entre los grupos, las muestras de arcillas fangos y parafangos observando las diferencias y semejanzas entre ellas. Incluyendo dibujos explicativos, de las posibles localizaciones osteoarticular donde se podrán situar los peloides. De esta forma, al finalizar la clase todos los alumnos habrán visto y habrán comprobado los efectos del calor y el frío y las diferencias entre los diferentes fangos.

**Actividad 2**

Con ayuda de la teoría dada por el profesor en esta sesión, la actividad consistiría en señalar sobre el dibujo los puntos osteoarticulares del paciente sobre los que deben ejercer presión la ducha circular y la técnica de chorro a presión, con el protocolo de actuación, antes de realizar la balneación y despúes de la misma. Según Armijo M. (1994), la aplicación de la ducha circular y el chorro a presión de realizarse con las siguientes pautas:

**<u>Ducha Circular</u>**

Aplicación del agua con una presión superior a 3 atmósferas a través de orificios de 2 o 3 mm de diámetro, con el fin de estimular la circulación y la sensibilidad propioceptiva.

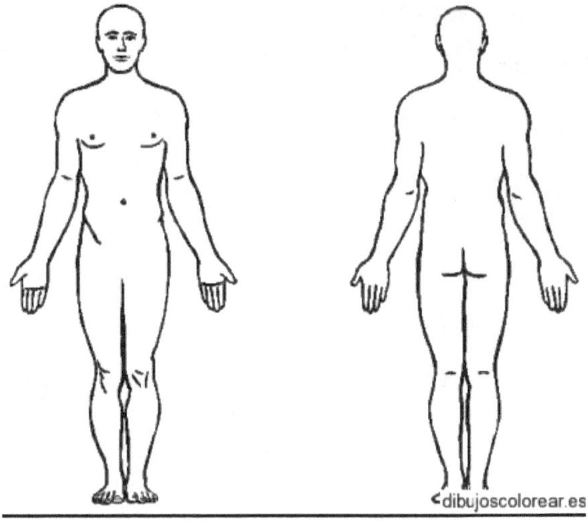


*Fuente: http://www.dibujoscolorear.es*

**Chorro a presión**

Aplicación de agua a presión mayor de 3 atmósferas, en toda la región corporal, según distintas técnicas. La técnica de los chorros a presión consiste en la aplicación de agua procedente de un único orificio y que se proyecta con unas determinadas presión y temperatura sobre la superficie externa del individuo. Por tanto, a los efectos provocados por la temperatura correspondiente hay que sumar los producidos a causa de la presión sobre las estructuras blandas, sobre todo las musculares.

Se debe seguir siempre un orden y protocolo:

Persona estirada en pie y de espalda al técnico_pueden realizar los siguientes movimientos con el chorro:

Plantas de los pies

Pantorrillas

Muslos

Extremidad

Glúteos (ambos lados)

Parrillas dorsales (movimientos horizontales, verticales y oblicuos)

Trapecios y musculatura de la escápula

Cara posterior de las extremidades superiores

Con la persona de costado, se puede trabajar con el chorro las siguientes zonas de forma ordenada:

Cara externa del pie, pierna y muslo

Cara interna de la extremidad contralateral

Mano, antebrazo, brazo y hombro (deltoides)

Con la persona colocada de frente se realizarán los siguientes movimientos sobre el cuerpo con el chorro:

Pie y pierna de un lado

Musculatura peri articular de la rodilla

Cara anterior del muslo. Iguales maniobras con la extremidad inferior del otro lado.

Cara anterior de las extremidades superiores

Según está descrito Armijo, M. (1994):

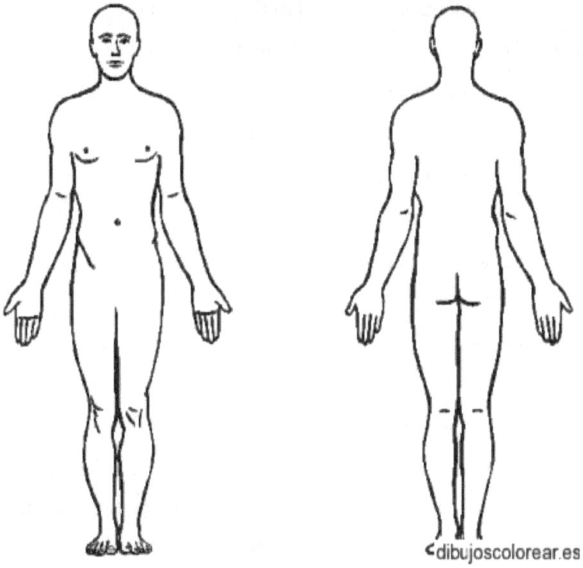


*Fuente: http://www.dibujoscolorear.es*

**Sesión C**

Con esta sesión se finaliza la formación didáctica de esta unidad y en ella se abordará la utilización de las técnicas de la hidroterapia en diferentes patologías Durante esta sesión se impartirán los siguientes contenidos y objetivos de aprendizaje.

**Contenidos:**

. Protocolos terapéuticos.

Hidroterapia y balneoterapia en patologías osteomusculares.

Hidroterapia y balneoterapia en patologías neurológicas.

Balneoterapia aplicada para el deporte.

Hidroterapia y balneoterapia en patología respiratoria.

Balneoterapia aplicada para el estrés.

Balneoterapia en geriatría.

**Objetivos de aprendizaje:**

Los objetivos de esta última sesión de la unidad sería establecer y conocer las funciones del técnico de baños en un balneario, spa o centro de hidroterapia y los protocolos terapéuticos para las actuaciones sanitarias respecto a:

. Hidroterapia y balneoterapia en traumatología.
. Hidroterapia y balneoterapia en reumatología.
. Hidroterapia y balneoterapia en neurología.
. Balneoterapia en el deporte.
. Hidroterapia y balneoterapia en patología respiratoria.
. Balneoterapia en el estrés.
. Balneoterapia en geriatría.

**Actividades de enseñanza-aprendizaje:**

El profesorado realizará una introducción de la unidad en la que se expondrán esquemáticamente los contenidos que se van a estudiar. Se pretende motivar el interés del alumnado por comprender los contenidos de la unidad. En esta sesión el profesor abordará el tema de la hidroterapia y balneoterapia en las diversas patologías: Indicaciones y contraindicaciones de la balneación en función de las patologías del paciente.

Tras finalizar impartir el profesorado los contenidos de esta sesión, se utilizarán el cañón reproductor del aula, para visualizar varios vídeos de promoción del Balneario de Lanjarón.
Este balneario se localiza en la vertiente meridional de Sierra Nevada, Granada, en la zona conocida como La Alpujarra, cerca de la ciudad de Granada. Podemos señalar que el citado balneario es el más importante y cercano al Centro de Formación CEP Ramón y Cajal.

**Actividad 1**

Consiste en realizar supuestos y casos prácticos sobre la planificación de las técnicas termales que se deben realizar el cliente, en función de diferentes patologías. Además la actividad consistiría en realizar una planificación del servicio de técnicos de baño, en función de las técnicas que se van a aplicar y del número de clientes:

. Seleccionar las técnicas hidrotermales en función de las patologías del cliente explicando las razones de esa elección.
. Explicar los mecanismos físico-químicos de las técnicas hidrotermales elegidas.
. Explicar de las contraindicaciones de las técnicas hidrotermales no elegidas.
. Temporalización, distribución de tareas, en función de las técnicas a aplicar, los tiempos de cada una de ellas y los técnicos de baños.

. Determinar las condiciones de las instalaciones ideales para la aplicación de cada técnica.

**Actividad 2**

Tras la visualización de un vídeo sobre el Balneario de Lanjarón, (Lanjarón baños de burbujas), se solicita a los alumnos la realización de una redacción de lo expuesto señalando comentarios y sugerencias promocionales.

**Actividad 3**

La actividad consistiría en dar información didáctica y recursos sobre un estudio de investigación referente a las características de cinco manantiales de aguas mineromedicinales del Balneario de Lanjarón en Granada (a modo de ejemplo: "Sobre la Acción terapéutica de las aguas de Lanjarón en las enfermedades del aparato digestivo" (Fernández, F., 1930).

**Manantial de Gómez o de San Vicente**: Emana a180 litros por hora y temperatura de 17 ºC, corresponde a lo en hidrología se llama agua oligometálica o acratoterma. Su debilísima mineralización, que no pasa de 0,434 gramos por litro, a base de bicarbonato y cloruro de sodio y su radiactividad, explican los fenómenos que aprecian después de su ingestión. Muy rápidamente, a los muy pocos minutos de ingerido el primer vaso, hay una abundante emisión de orina pálida, de poca densidad (alrededor de 1005), con poca urea, pocos cuerpos santónicos y pocos cloruros. Si se sigue bebiendo la orina hace mas cargada, más densa, con mas urea, con mas residuos azoados y con mas cloruros.

El que toma varios días seguidos nota que aumenta su apetito, que se hace más activa y rápida la digestión y que disminuye las fermentaciones intestinales. A estos fenómenos subjetivos se añade, en los enfermos de hígado, la descongestión de la víscera, la desaparición de tinte colémico y la disminución de los síntomas urinarios propios de la insuficiencia hepática.

**Fuentes La Salud 1:** Bicarbonatada mixta acidulocarbónica, sale a una velocidad de 360 litros por hora y Tª 19 ºC, tiene poca mineralización 0,962 gr/litros. Al llegar al estómago neutraliza ligeramente la acidez.la fibra muscular, es poderosamente estimulada y si es capaz de reaccionar lo hará facilitando el vaciamiento del estómago. Irá muy bien en dispépticos corrientes, en los ligeramente atónicos que tienen espasmos géticos o pilóricos no muy graduados. La acción analgésica y hasta anestésica del agua de la Salud sobre las sensaciones dolorosas del estómago ,se explica muy bien por esa rapidez de evacuación que determina en la víscera y el fracaso que a veces acompaña a su administración y hasta el aumento de dolor que en ocasionas proporciona, tienen su razón de ser en la estreñimiento.

**Fuente La Salud 2:** Emana a 480 litros por hora, también a 19 grados y contiene 1208grs de sustancia sólida a base de bicarbonato sódico. Es también acidulo carbónica. Es excelente agua de mesa. Composición casi oligometálica, un poco alcalina y un poco carbónica. Va muy bien en las dispepsias atónicas, en todas las afecciones del grupo, enfermedades de la nutrición, mejora las albuminurias, alivia las congestiones hepáticas y pequeñas insuficiencias del hígado. Empeora y puede perjudicar a los hiperclorhídricos con estrechez y es muy peligrosa en las cardiopatías no compensadas.

**Fuente de La Capilla:** produce 480 litros por hora, con mineralización de 2,982 por 100 a 20 ºC es bicarbonatada y ferruginosa. Se utiliza la acción terapéutica del hierro que contienen, con la que se tratan desde tiempo inmemorial la clorosis, los defectos hematopoyesis, las consecuencias de expoliaciones sanguíneas, las anemias, la debilidad y consunción y las depresiones de los neurasténicos.

**La fuente de La Capuchina:** es un manantial de agua muy densa que brota a 20 ºC, da 420 litros por hora y pertenece al complejo grupo de las aguas policremáticas. Es un agua cloruradosodicabicarbonatadasulfatadaferromanganosa. La ingestión de cierta dosis de agua de Capuchina va seguida, inmediatamente, de deposiciones imperiosas, urgentes, líquidas, diarreicas, muy teñidas, intensamente biliosas y que arrastran, con frecuencia, arenillas biliares y hasta pequeños cole lilos. Es un poderoso colagogo."

Así, tras la realización de una sesión de investigación grupal, cada grupo formado por cuatro alumnos, respondan en sus cuadernos de prácticas a las siguientes preguntas, basándose en la información dada por el docente y ampliada por su investigación en la web señalando:

. ¿Qué tipos de aguas mineromedicinales hemos probado en el balneario de Lanjarón?

. ¿Qué composición mineromedicinal tienen cada una?

. ¿Qué indicaciones terapéuticas tiene cada uno de los cinco manantiales?

. ¿Cuáles son las técnicas de balneación que allí se realizan?. Descríbelas.

## 6.4 Temporalización

En el CES Santiago Ramón y Cajal de Granada, el proyecto curricular del ciclo de grado medio Técnico Auxiliar de Cuidados en enfermería, supone un total 1200 horas lectivas.

La docencia de la unidad didáctica sobre "Balneoterapia, hidroterapia y aguas mineromedicinales", se imparte en tres sesiones, donde cada sesión corresponde a dos horas lectivas, en total puede suponer 6 horas de clase lectiva. Además será necesario un tiempo de dedicación personal por parte del alumnado. Como actividad extraescolar y complementaria se sugiere la visita al Balneario de Lanjarón (Granada) previamente programada, será de carácter voluntario. Será una visita guiada por el profesor y algún responsable del balneario y se prevé una duración de unas 3 horas.

## 6.5 Competencias clave

Las competencias clave son el conjunto de habilidades prácticas, conocimientos, actitudes, valores y otros componentes sociales que se deben alcanzar durante la educación. Las más importantes en este caso serían la motivación y la utilización de la diversidad de recursos. Esta última, facilitará la comprensión de la unidad por parte del alumnado. Se utilizará la pizarra digital para las presentaciones, el cañón para proyectar vídeos, se fomentará la capacidad investigadora, la utilización de ordenadores e internet, sin olvidar el uso tradicional de la pizarra. Por otra parte, las actividades en grupo tienen como finalidad que los alumnos se relacionen entre ellos y aprendan a trabajar en equipo.

## 6.6. Evaluación

En la evaluación del proceso de enseñanza-aprendizaje vamos a hacer referencia a una prueba específica mediante un control escrito u oral para valorar si el alumno comprende los conceptos justificadamente. Las pruebas objetivas para esta unidad van a estar compuestas por diferentes tipos de preguntas tales como:

. De composición y ensayo: se pide al alumnado que organice, seleccione, exprese y desarrolle las ideas sobre hidroterapia, aguas mineromedicinales y balneación.

. De respuesta concreta: se trata de preguntas sencillas con enunciados cortos y la respuesta que se demande.

. Actividades de clase-cuaderno del alumno, preguntas sobre actividades elaboradas en casa o clase y/o preguntas orales individuales en clase y trabajos en grupo e individuales donde se evaluará la fundamentación de las respuestas o el trabajo, expresión y ortografía y la presentación, orden y limpieza de los ejercicios en el cuaderno de clase y de los trabajos grupales e individuales. Será valorado con un 10% del total de la calificación total.

Respecto a los criterios de evaluación, estos se basarán en determinar el grado de conocimientos del alumno frente a los siguientes conceptos:

. Identificación de las técnicas de balneación de aplicación individual y colectiva, con y sin presión.

. Conocimiento de los efectos, indicaciones y contraindicaciones absolutas y relativas de las técnicas de balneación.

. Determinación del mecanismo de acción y los parámetros de aplicación.

. Comprensión de los efectos de las aplicaciones hidroterápicas parciales con las indicaciones y modo de empleo.

. Diferenciación de las características de la sauna, las termas y el baño de vapor.

. Conocimiento del secuenciado las técnicas de hidroterapia empleadas en los circuitos termales.

. Identificación de las técnicas empleadas en talasoterapia y las asociadas a ella.

. Saber determinar las diferencias entre parafinas, parafangos y peloides.

. Describir las fases de la aplicación de técnicas hidrotermales, relacionando cada fase del proceso con las operaciones técnicas que han de realizarse y con los productos, equipos y materiales que han de utilizarse.

. Descripción de los equipos necesarios para la aplicación de técnicas hidrotermales, indicando las pautas para su correcta utilización.

. Conocimiento de los parámetros que se han de tener en cuenta para la programación de cada uno de los aparatos que se utilizan en la aplicación de técnicas hidrotermales.

. Explicación de las pautas generales que han de seguirse en la aplicación de cada técnica hidrotermal, en función del efecto pretendido.

. Descripción de las distintas situaciones anormales que pueden presentarse en la aplicación de las técnicas hidrotermales relacionándolas con la actitud que debe adoptar el profesional en cada una de ellas.

. Conocimiento de las condiciones de seguridad e higiene óptimas para la aplicación de las distintas técnicas hidrotermales.

. Identificación de los factores que han de tenerse en cuenta, en cuanto a las condiciones del usuario, en el proceso de aplicación de técnicas hidrotermales.

. Conocimiento de las medidas de protección personal que han de adoptar los profesionales y usuarios en la utilización de los medios técnicos.

. Elaboración de preguntas tipo que permitan detectar el grado de satisfacción del usuario, tanto por el resultado final obtenido como por la atención personal recibida.

. Determinación de los criterios que permiten evaluar la calidad tanto de proceso de prestación del servicio como de los resultados finales obtenidos.

## 6.7 Criterios de calificación

En los criterios de calificación de la presente unidad didáctica, el profesor valorará las diferentes actividades de trabajo realizadas por el alumno, así como su actitud, estableciendo el siguiente esquema para ello:

. Prueba escrita: 60%. Examen tipo test y preguntas cortas.

. Cuaderno de prácticas: 10%. Se valorará las actividades realizadas y su presentación.

. Trabajo de investigación individual: 10%

. Trabajos en grupo: 10%. Se tendrá en cuenta el trabajo cooperativo.

. Actitud: 10%. Interés por el conocimiento y esfuerzo en las tareas.

## 6.8. Atención a la diversidad

Cuando se habla de atención a la diversidad, se trata de que el alumno que presente más dificultades para adquirir nuevos conceptos y vocabulario, poder ofrecerle herramientas educativas y organizativas para que asimile la unidad didáctica con mayor facilidad. Para ello el profesor una vez que haya detectado a ese alumno con diversidad de capacidades, adapte el ritmo de aprendizaje y pueda motivar al alumno de manera individual. Es importante crear una disposición por parte del profesor para resolver sus dudas al ritmo que precisa el alumno en cada una de las sesiones. Así como atender en las plataformas virtuales las dudas, adaptándose a su vocabulario y ritmo, con el propósito de que adquiera los objetivos y las competencias de esta unidad didáctica. De modo generalizado las medidas generales de atención a la diversidad se encuentran en el plan de acción tutorial y en donde el desarrollo de Plan de Acción Tutorial, determina la adecuada respuesta a las características del alumnado a nivel escolar, personal y social y la actuación sistemática en los procesos de intervención.

## 7. Resultados y conclusiones

En la actualidad hay más de seis millones de personas de edad avanzada en España. De esta forma, tanto ellos como sus familiares, están reclamando una terapéutica alternativa más natural y menos agresiva para de esta manera dejar la toma continuada de medicamentos analgésicos o antiinflamatorios.

La hidroterapia se fundamenta y se protocoliza desde que el monje Sébastien Kneipp (1821-1897) introduce sus teorías sobre la salud con su concepto holístico integrado. Donde los cuatro pilares de una buena salud son las plantas (medicinales y aromáticas), el ejercicio, la nutrición y el agua (en la actualidad, varios establecimientos de los Alpes todavía ofrecen curas de Kneipp).

Coincidentemente con Armijo, M. (1994), señalamos que, "El principio medicinal de la hidroterapia se basa en el papel que desarrolla la sangre en el cuerpo. La sangre pasa por cada célula, tejido, y órgano en el cuerpo humano, y provee oxigeno y nutrientes que sustentan las células del cuerpo. Además, la sangre es el medio de desintoxicación, pues transporta las toxinas de las células y las excreta por medio de la orina. Por medio de la aplicación de tratamientos de agua caliente y fría, la circulación de la sangre y la proliferación de componentes sanguíneos se mejora, ayudando al cuerpo a restaurar el oxigeno y los nutrientes necesarios a la parte del cuerpo que necesita sanación". Así, la base de la hidroterapia se basa en la termorregulación del propio cuerpo ante la aplicación de técnicas termales con altas y bajas temperaturas, provocando de esta manera una disminución del dolor de modo generalizado así como una mayor sensación de bienestar. Si a esto le unimos una vida sana, aire puro, alimentación correcta y ejercicio, vamos a conseguir calidad de vida y mejora en nuestras patologías.

En España tenemos un programa de salud y turismo para personas mayores denominado Inmerso basado entre otras, en las terapias sanitarias que ofrecen los Balnearios. Gracias a los programa de termalismo, se consigue acercar los beneficios del termalismo y la balneación a personas de diversos recurso económicos, además de contribuir a la creación y mantenimiento del empleo.

Según el Ministerio de Asuntos Sociales e Igualdad, el termalismo por Inmerso generó en 2013 cerca de 15000 puestos de trabajos directos e indirectos. Esto conlleva un esfuerzo por parte de los balnearios para la modernización de las infraestructuras y de las instalaciones de estos centros así como una especialización de los profesionales de los baños. As, gracias a este programa y al turismo generado, los centros de Balnearios, Talasoterapias y Spas gozan de auge y reconocimiento entre las personas de cualquier edad y condiciones físicas que quieren relajarse o restablecer su salud.

Para ser aplicados correctamente, debe haber una atención sanitaria que valore las patologías o dolencias del paciente, para de esta manera poder recomendar unas técnicas de balneación adecuadas o un tipo de agua determinado para la cura hidropínica. Es por tanto, necesario que las personas que aplican las técnicas tengan una formación sanitaria adecuada para tratar a los clientes que acuden a dichas instalaciones termales. Será necesario conocer los principios básicos de hidroterapia y balneoterapia para adquirir los conocimientos y habilidades necesarios que permitan conocer los fundamentos físicos, mecánicos y térmicos de la hidroterapia, la acción fisiológica sobre el organismo, su acción y contraindicaciones, así como, la organización, gestión e instalaciones de un centro hidrotermal.

De ahí la necesidad de adecuar el programa curricular del Ciclo Formativo de Grado Medio en Cuidados en Enfermería, a una realidad y a una demanda social en crecimiento con grandes perspectivas de futuro. Con la implantación de la presente unidad didáctica, "Balneoterapia, hidroterapia y aguas mineromedicinales" y con las sesiones planteadas, se pretende de una forma teórico-práctica, que el alumnado consiga y adquiera una solida formación y una nueva perspectiva del termalismo, valorando así una posible realidad laboral.

En las tres sesiones de la unidad se pretende abordar los contenidos básicos sobre la toma de aguas mineromedicinales en los diferentes modos de aplicación, como cura hidropínica y como balneación. De esta manera, en la primera sesión se abordan los conceptos básicos de las aguas mineromedicinales pretendiéndose que el alumnado comprenda que, según la composición mineromedicinal del agua, puede haber un efecto terapéutico determinado, aplicándose para unas indicaciones patológicas. Con la segunda sesión, se consigue que se profundice en los protocolos de aplicación de las técnicas termales de balneación con sus indicaciones y contraindicaciones y finalmente con la tercera sesión se abordará las indicaciones de la balneación en función de diferentes tipos de patologías ó situaciones vitales. De modo que el alumno, cuando acaba la unidad didáctica es capaz, de relacionar las técnicas termales indicadas para cada cliente, en función de sus patologías agudas ó crónicas. Además debe llegar a tener la habilidad de aconsejar y recomendar la técnica de balneación ó el agua en bebida adecuada, según las necesidades del cliente.

**8. Limitaciones y prospectiva.**

Podemos señalar que, tal y como está concebida la propuesta didáctica, y adaptándola a los recursos tecnológicos disponibles que hay actualmente en las aulas que el CEP Ramón y Cajal dispone, no creo que existieran limitaciones en el abordaje correcto de la exposición de esta unidad didáctica, si bien tan sólo, los tramites generales al concretar la visita al Balneario de Lanjarón ya que podría existir cierto desajuste de horarios entre el curso lectivo y el día de puertas abiertas que nos posibilita el propio Balneario.

Es una unidad didáctica, necesaria e interesante que el alumnado necesita para tener una sólida formación en el tema. Los alumnos podrán afianzar sus conocimientos gracias a las actividades señaladas para su realización en clase y las propuestas para casa. Con su puesta en práctica, el alumno reforzará su confianza en sus relaciones con sus compañeros y ampliará la comunicación con el profesor.

Esta propuesta de unidad didáctica, nos llevaría a proponer la posibilidad de realizar prácticas de las técnicas de balneación voluntarias, por parte de los alumnos del CEP Ramón y Cajal en el Balneario de Lanjarón y en el caso de no llegar a un acuerdo de formación, se podría plantear el poder realizarlas dentro de la provincia de Granada en algún otro balneario con aguas mineromedicinales como pueden, ser el Balneario Alicúm de las Torres, Balneario de Alhama de Granada o en el Balneario de Zújar.

## 9. Bibliografía

AETS (2006). Técnicas y Tecnologías en Hidrología Médica e Hidroterapia. Instituto de Salud Carlos III, Madrid.

Armijo, M. y San Martín, J. (1994). Curas Balnearias y Climáticas, Talasoterapia y Helioterapia, Madrid: Ed. Complutense, Madrid.

Armijo F. (2012) "Viajes de Agua II. Balnearios y manantiales de Granada a través de viajeros e hidrólogos." Madrid: Solprint; 2012, 333 pp.

Cañizares I, 2016. Efecto analgésico del programa de dolor de espalda y rodillas. Bol Soc Esp Hidrol Méd Vol. 31, Supl. 1, 94-96

Ceballos MA. (2001). "Glosario de Hidrología Médica." Ed. Universidad Europea. Madrid.

Fuentes, I. (2014). Grupo de Investigación en Terapia celular. Medicina Regenerativa de la UDC.

González, A. y Pazos, J. M. (2002). Técnicas de hidroterapia. Hidrocinesiterapia. Fisioterapia. 24. 34-42.

Hernández, A, et al. (2006). Agencia de evaluación de tecnologías Sanitarias. Técnicas y tecnologías en hidrología médica e hidroterapia. Informe n. º 50 de Evaluación de Tecnologías Sanitarias. Instituto de Salud Carlos III. Ministerio de Sanidad y Consumo. Madrid.

Maraver, F. y Armijo, F. (2010). 2º Vademécum de aguas mineromedicinales españolas. Madrid: Ed. Complutense.

Meijide-Failde R. (2016) Balneoterapia y Fibromialgia Reumática. Experiencia en el Balneario de Lugo. Bol Soc Esp Hidrol Méd.

Mourele, L. (2013). Spa y Wellness. Manual para terapeutas. Ed. Estética & Wellness 2013.

Ocaña, M. y Jara, A. (2012). Terapias complementarias y alternativas: la hidroterapia. Centro de Estudios de Posgrado, Facultad de Enfermería. Universidad de Jaén.

San José Arango, C. (2001). Hidrología Médica y Terapias Complementarias. Universidad de Sevilla.

Saz, P., Ortiz, M. y Martínez, O. (2008-2010). Comparativa de las Comunidades Autónomas de Galicia y Aragón (España) en el Programa de Termalismo del IMSERSO. Evolución reciente de plazas y balneario Revista Multidisciplinar de Gerontología.

SNMTh. (2007). Guía de buenas prácticas termales. An Hidrol Med. 2: 95-15.

Solsona, F. (1970). Terapéutica física y natural. Zaragoza: Heraldo de Aragón.

Suarez, M. (2013). Eficacia de la aplicación de Hidroterapia en pacientes adultos con Artritis Reumatoide: Revisión bibliográfica sistematizada. Trabajo de Investigación.

## 10. Anexos

### Anexo I: Programa de Termalismo del IMSERSO

| | |
|---|---|
| Código SIA: | 022670 |
| Denominación: | Programa de Termalismo del Inmerso |
| Objeto: | El Programa de Termalismo proporciona el acceso a los tratamientos termales en establecimientos que cuenten con manantiales de agua minero medicinal declarado de utilidad pública, contribuyendo con ello a mejorar la calidad de vida de las personas mayores, así como la promoción del envejecimiento activo, la mejora de la salud y la prevención de la dependencia. |
| Plazo de solicitud : | Plazo de presentación abierto hasta el 31 de octubre de 2017 solo para la cobertura de plazas vacantes |
| Documentación: | Cumplimentación de la solicitud |

### Anexo II: Legislación:

El Real Decreto 546/1995, de 7 de abril, ha establecido el título de Técnico en Cuidados Auxiliares de Enfermería y sus correspondientes enseñanzas mínimas, en consonancia con el Real Decreto 676/1993, de 7 de mayo, que a su vez fija las directrices generales sobre los títulos de formación profesional y sus enseñanzas mínimas.

De conformidad con el artículo 4 de la Ley Orgánica 1/1990, de 3 de octubre, de Ordenación General del Sistema Educativo, corresponde a las Administraciones educativas y, en su caso, al Gobierno establecer el currículo del correspondiente ciclo formativo en sus respectivos ámbitos de competencia. Los principios relativos a la ordenación académica, a la organización y al desarrollo didáctico que fundamentan el currículo del ciclo formativo que se establece en el presente Real Decreto son los mismos que han quedado expuestos en el preámbulo del Real Decreto 548/1995, de 7 de abril.

Desde la Ley Orgánica 2/2006, de 3 de mayo, de Educación, dispone en el Artículo 39.6 que el Gobierno, previa consulta a las Comunidades Autónomas, establecerá las titulaciones correspondientes a los estudios de formación profesional, así como los aspectos básicos del currículo de cada una de ellas.

La Organización Mundial de la Salud (O.M.S.), en su resolución E.B. 77. R. de 16 de enero de 1987 consideró a las estaciones termales como centros de salud (se entiende como fomento de la salud y no como ente físico donde se desempeña la Atención Primaria). En su programa "Salud para todos en el año 2000"destacó el termalismo social como medio importante para mantener y recuperar la salud. En el Real Decreto 1277/2003, de 10 de octubre (BOE nº 254), por el que se establecen las bases generales sobre autorización de centros, servicios y establecimientos sanitarios, en el Anexo II se considera a los Servicios Médicos de los balnearios como Centros Sanitarios del Grupo C.3, al formar parte de los servicios sanitarios integrados en una organización no sanitaria, cuya oferta asistencial está integrada por los Servicios o Unidades Asistenciales de Hidrología, en la que un médico especialista en Hidrología Médica es responsable de la utilización de AMN y termales con fines terapéuticos y preventivos para la salud

El Real Decreto 1147/2011, de 29 de julio, establece la ordenación general de la formación profesional del sistema educativo y define en el artículo 9 la estructura de los títulos de formación profesional, tomando como base el Catálogo Nacional de Cualificaciones Profesionales, las directrices fijadas por la Unión Europea y otros aspectos de interés social.

Por otra parte, este real decreto concreta en el artículo 7 el perfil profesional de dichos títulos, que incluirá la competencia general, las competencias profesionales, personales y sociales, las cualificaciones y, en su caso, las unidades de competencia del Catálogo Nacional de Cualificaciones Profesionales incluidas en los títulos, de modo que cada título incorporará, al menos, una cualificación profesional completa, con el fin de lograr que los títulos de formación profesional respondan de forma efectiva a las necesidades demandadas por el sistema productivo y a los valores personales y sociales que permitan ejercer una ciudadanía democrática.

El Real Decreto 1147/2011, de 29 de julio, establece y regula, en los aspectos y elementos básicos antes indicados, el título de formación profesional del sistema educativo de Técnico en Cuidados Auxiliares de Enfermería. Se ha recurrido a una norma reglamentaria para establecer bases estatales conforme con el Tribunal Constitucional, que admite que "excepcionalmente" las bases puedan establecerse mediante normas reglamentarias en determinados supuestos como ocurre en el presente caso, cuando "resulta complemento indispensable para asegurar el mínimo común denominador establecido en las normas legales básicas"(así, entre otras, en las SSTC25/1983, 32/1983 y 48/1988) En el proceso de elaboración de este real decreto han sido consultadas las Comunidades Autónomas y han emitido informe el Consejo General de la Formación Profesional, el Consejo Escolar del Estado, el Ministerio de Sanidad, Política Social e Igualdad, y el Ministerio de Política Territorial y Administración Pública.

**Anexo III: Unidades didácticas**

La propuesta curricular de desarrollo en el aula del proceso de enseñanza aprendizaje para la consecución de las capacidades terminales del módulo de Técnicas Básicas de Enfermería, se ha organizado en 24 Unidades, coincidentes con las enunciadas en el libro, que construyen suficientemente los contenidos, tanto teóricos como prácticos, para la adquisición de las habilidades y destrezas características de este profesional:

1. Aproximación al rol de auxiliar de enfermería
2. Estructura biológica y funcional del ser humano
3. La piel. Higiene y aseo del paciente
4. Sistema esquelético-muscular. Procedimientos relacionados
5. Úlceras por presión
6. Sistema cardiocirculatorio. Procedimientos relacionados
7. Constantes vitales. Procedimientos relacionados
8. Aparato respiratorio. Procedimientos relacionados
9. Aparato digestivo. Procedimientos relacionados
10. Metabolismo y nutrición. Procedimientos relacionados
11. Aparato urinario. Procedimientos relacionados
12. Sistema neuroendocrino y órganos de los sentidos
13. Sistema inmunitario y sanguíneo. Trasplantes de órganos y tejidos
14. Aparato genital. Reproducción humana. Procedimientos relacionados

15. Recién nacido. Procedimientos relacionados con sus cuidados

16. El anciano. Cuidados y procedimientos de enfermería

17. La balneoterapia

18. Paciente terminal. Procedimientos relacionados

19. Procedimientos diagnósticos. Técnicas de exploración y registro

20. Terapéutica quirúrgica. Cuidados peroperatorios

21. Terapéutica farmacológica

22. Características y tratamiento del dolor. Procedimientos relacionados

23. Primeros auxilios (I)

24. Primeros auxilios (II)

La secuenciación de las unidades queda de la siguiente forma:

1ª Evaluación: Unidades 1, 2, 3, 4, 5 y 6

2ª Evaluación: Unidades 7, 8, 9, 10, 11, 12, 13, 14, 15, 16, 17 y 18

3ª Evaluación: Unidades 19, 20, 21, 22, 23 y 24

**Anexo IV**

Se trata de un centro concertado de la Junta de Andalucía. En el curso actual el centro imparte clases en turno de mañana y tarde. **Etapas:**

**Secundaria**

Una línea de ESO con sus cuatro grupos

**FPB**

FPBA: Servicios Administrativos

**Bachillerato**

1º de Bachillerato de Ciencias (LOMCE)

2º de Bachillerato de Ciencias y Tecnología (LOMCE)

1º de Bachillerato de Humanidades y Ciencias Sociales (LOMCE)

2º de Bachillerato de Humanidades y Ciencias Sociales (LOMCE)

**Ciclos formativos de Grado Medio:**

Atención a Personas en Situación de Dependencia (LOE): turno de mañana. Familia servicios a la comunidad

Cuidados Auxiliares de Enfermería: turno de mañana y de tarde. Familia sanitaria

Instalaciones de Telecomunicaciones (LOE): turno de mañana. Familia electrónica.

Gestión Administrativa (LOE): turno de mañana y de tarde. Familia administrativo

Farmacia y Parafarmacia (LOE): turno de mañana. Familia sanitaria

Operaciones de Laboratorio (LOE): turno de mañana. Familia laboratorio

**Ciclos Formativos de Grado Superior:**

Administración de Sistemas Informáticos en Red (LOE): turno de mañana. Familia informática

Administración y Finanzas (LOE): turno de mañana. Familia administrativo

Animación Sociocultural y Turística (LOE): turno de mañana. Familia servicios a la comunidad

Educación Infantil (LOE): turno de mañana. Familia servicios a la comunidad

Transporte y Logística (LOE): turno de tarde. Familia administrativo

Higiene Bucodental (LOE): turno de mañana. Familia sanitaria

Imagen para el Diagnóstico y Medicina Nuclear (LOE): turno de tarde. Familia sanitaria

Integración Social (LOE): turno de tarde. Familia servicios a la comunidad

Salud Ambiental: turno de mañana. Familia sanitaria

**Ciclos Formativos:**

| Familia profesional | Grado | Nombre del ciclo |
|---|---|---|
| Administración y Gestión | Medio | Gestión administrativa (LOGSE) |
| Electricidad y Electrónica | Medio | Equipos electrónicos de consumo |

| | | |
|---|---|---|
| Química | Medio | Laboratorio |
| Sanidad | Medio | Cuidados auxiliares de enfermería |
| Sanidad | Medio | Farmacia y parafarmacia |
| Servicios Socioculturales y a la Comunidad | Medio | Atención sociosanitaria |
| Administración y Gestión | Superior | Administración y finanzas |
| Comercio y Marketing | Superior | Gestión del transporte |
| Informática y Comunicaciones | Superior | Administración de sistemas informáticos en red |
| Sanidad | Superior | Higiene bucodental |
| Sanidad | Superior | Imagen para el diagnóstico |
| Sanidad | Superior | Salud ambiental |
| Servicios Socioculturales y a la Comunidad | Superior | Animación Sociocultural |
| Servicios Socioculturales y a la Comunidad | Superior | Educación infantil |
| Servicios Socioculturales y a la Comunidad | Superior | Integración social |

FSC
www.fsc.org
MIX
Papier | Fördert gute Waldnutzung
FSC® C083411

Kolibri 360 GmbH
Ferdinand-Jühlke-Straße 7
99095 Erfurt, Deutschland
produktsicherheit@kolibri360.de

Druck:
CPI Druckdienstleistungen GmbH
im Auftrag der
Kolibri 360 GmbH
Ferdinand-Jühlke-Str. 7
99095 Erfurt